Sitzungsberichte
der Akademie der Wissenschaften
der DDR
Mathematik – Naturwissenschaften – Technik

3 N

1984

Horst Schmandke

Aktuelle Probleme der Lebensmittelforschung

AKADEMIE-VERLAG · BERLIN

Sitzungsberichte
der Akademie der Wissenschaften
der DDR
Mathematik–Naturwissenschaften–Technik

Jahrgang 1984 · Nr. 3/N

Horst Schmandke

Aktuelle Probleme der Lebensmittelforschung

AKADEMIE-VERLAG · BERLIN
1984

Vortrag von Prof. Dr. rer. nat. habil. Horst Schmandke, Zentralinstitut für Ernährung der AdW der DDR, gehalten in der Sitzung der Klasse Chemie am 20. 10. 1983

Herausgegeben im Auftrage
des Präsidenten der Akademie
der Wissenschaften der DDR
von Vizepräsident Prof. Dr. Heinrich Scheel

ISSN 0138-3956
Erschienen im Akademie-Verlag, DDR-1086 Berlin, Leipziger Str. 3–4

Lizenznummer: 202 · 100/56/84
Printed in the German Democratic Republic
Gesamtherstellung: VEB Druckhaus Köthen
LSV 4705
Bestellnummer: 763 3809 (2010/84/3/N)
00300

Prozeßorientierte Betrachtungsweise und Konzept der Funktionalität

Wie in der Chemie, vollzieht sich auch für die Lebensmittelchemie in immer stärkerem Maße die Herausbildung einer Forschungsstrategie zur Erarbeitung von wissenschaftlichen Erkenntnissen mit hohem Verallgemeinerungsgrad durch den Übergang von einer produkt- zu einer prozeßorientierten Betrachtungsweise, wobei von stofflicher Seite her dem damit im Zusammenhang stehenden Konzept der gezielten Einstellung der funktionellen Eigenschaften von Lebensmittelbestandteilen (Rohstoffe und Zwischenprodukte) oder auch Lebensmitteln selbst im Prozeß der Herstellung von programmierten Lebensmitteln wesentliche Bedeutung zukommt, d.h. Lebensmitteln mit spezifischen erwünschten chemischen, physikochemischen, physikalischen und ernährungsphysiologischen Eigenschaften, die vorausbestimmbar sind.

Ernährungs- und Rohstoffsituation sowie Art und Weise der Lebensmittelproduktion

Wie aus Angaben der FAO hervorgeht, führen in den Entwicklungsländern über 700 Mio Menschen, davon 30% Kinder unter 10 Jahren, mehr oder weniger ein Hungerdasein. Keine normale Ernährung haben etwas über 30% der Menschen in Lateinamerika und etwa 60% der Menschen in Asien. Es wird die Prognose gestellt, daß im Jahre 2000, wenn die Erdbevölkerung von gegenwärtig 4,5 Milliarden auf über 6 Milliarden angestiegen sein soll, dieses Ernährungsproblem auch nicht gelöst sein wird, da trotz Verdopplung der gegenwärtigen Lebensmittelproduktion der Zuwachs pro Kopf der Erdbevölkerung nur maximal 15% betragen wird; gleichzeitig wird eine Verdopplung der Lebensmittelkosten vorausgesagt [1].

Primärenergieaufwand der landwirtschaftlichen Produktion

Wie aus Tab. 1 hervorgeht, erfordert die Gesamtenergieaufnahme aus Lebensmitteln unserer Bevölkerung als Beispiel eines industrialisierten Landes von etwa 40% aus tierischen Produkten einen primärenergetischen Aufwand von

80 %; das bedeutet gleichzeitig, daß durch den verbleibenden Primärenergieaufwand für pflanzliche Produkte von 20 % eine Energieaufnahme von 60 % aus Lebensmitteln realisiert wird [2]. Zur Senkung dieses Aufwandes in der landwirtschaftlichen Produktion bietet sich bei der gegenwärtigen Höhe des Lebensmittelverbrauches, aber auch bei allen möglichen Veränderungen, stra-

Tabelle 1: Energieaufnahme und Aufwand an landwirtschaftlich erzeugter Primärenergie insgesamt (GJ), bezogen auf Nahrungsmittel, und Anteil zusammengefaßter Positionen des Pro-Kopf-Verbrauches an Nahrungsmitteln (%) in der DDR 1980 am Primärenergieaufwand

Position	ME	Energie-aufnahme	Primärenergie
insgesamt	GJ	4,4	17,5
	%	100	100
Fleisch, tierische Fette (ohne Butter)	%	21,1	43
Eier	%	2,0	4
Milch und -erzeugnisse, Butter	%	17,8	30
pflanzliche Fette, Öle, Margarine	%	8,1	3
Getreideerzeugnisse, Stärke, Hülsenfrüchte	%	26,2	10
Kartoffeln, Gemüse, Obst (ohne Südfrüchte)	%	10,0	4
Zucker	%	12,5	5
Sonstige	%	2,3	1
darunter Fisch und erzeugnisse	%	0,6	–

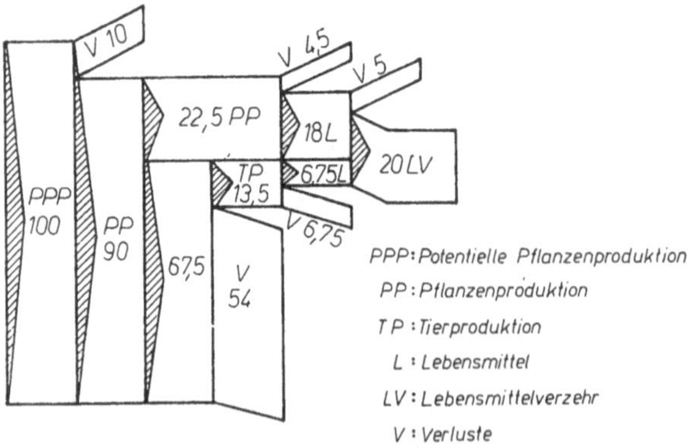

Abb. 1: Stofffluß zwischen Pflanzenproduktion und verzehrten Lebensmitteln

tegisch eine Verschiebung der Produktions- und Verbrauchsstruktur zugunsten der pflanzlichen Lebensmittel an. Dabei bleibt selbstverständlich immer die Senkung der Verluste eine Aufgabenstellung für die Forschung. Der Abb. 1 über den Stofffluß von der Pflanzenproduktion bis zum Lebensmittelverzehr kann man entnehmen, daß immerhin nur 20% der für die menschliche Ernährung aufgebrachten Pflanzenproduktion als Lebensmittel zum Verzehr zur Verfügung stehen [3].

Empfehlungen und gegenwärtige Aufnahme an Energie und Nährstoffen aus Lebensmitteln

Der Tab. 2 ist zu entnehmen, daß die Empfehlungen, die aus ernährungsphysiologischen Erfordernissen unter Berücksichtigung der Bevölkerungsstruktur nach Alter, Geschlecht und dem Anteil der wachsenden Bevölkerung an den Gruppen der Arbeitsschwere abgeleitet worden sind [4], durch die tatsächliche Aufnahme an Energie und Nährstoffen aus Lebensmitteln in gesundheitsbedenklichem Maße überschritten werden. Dabei sind als besonders bedenklich die hohen Verbrauchsraten an Fetten und Saccharose hervorzuheben.

Tabelle 2: Empfehlungen 1981 und 1990 und tatsächliche Aufnahme 1981 und 1982 an Energie und Nährstoffen aus Lebensmitteln pro Kopf im ø unserer Bevölkerung

	ernährungsphysiologische Empfehlungen		tatsächlicher Konsum	
	1981	1990*	1981	1982
Energie (kcal)	2350	2300	3126	3191
Proteine (g)	74	72	81,7	83,4
Fette (g)	82	81	126,4	125,8
Kohlenhydrate (g)	314	306	342**	356

* Abgeleitet aus den Veränderungen der Bevölkerungsstruktur nach Alter und Geschlecht sowie des Anteiles der erwachsenen Bevölkerung an den Gruppen der Arbeitsschwere.
** Davon 91,6 g Saccharose.

Lebensmittelanteile an der Energieaufnahme

Wie in Tab. 3 ausgewiesen, ist der Verbrauchszuwachs einiger zusammengefaßter Lebensmittelpositionen seit 1965 beachtlich und hat zu dem ausgewiesenen Pro-Kopf-Verbrauch an Lebensmitteln 1982 bei uns geführt [2].

Die in Tab. 4 ausgewiesene prozentuale Verteilung der mit Lebensmitteln aufgenommenen Energie in unserer Bevölkerung, und zwar anhand zusammengefaßter Lebensmittelpositionen dargestellt, beweist, daß die bereits erwähnten gesundheitsbedenklichen Verbrauchsraten an Fett und Zucker in erster Linie

Tabelle 3: Entwicklung des Pro-Kopf-Verbrauches ausgewählter Lebensmittel in der DDR 1965, 1970, 1975, 1980 und 1982 gegenüber 1960 und absolute Höhe des Pro-Kopf-Verbrauches 1982

Position	Veränderung des Pro-Kopf-Verbrauches gegenüber 1960 in %					Pro-Kopf-Verbrauch
	1965	1970	1975	1980	1982	1982 absolut
Fleisch insgesamt	107	120	141	163	165	91,0 kg
Fisch und -erzeugnisse *	98	84	90	79	79	7,4 kg
Trinkmilch	100	104	107	104	107	100,9 l
Fett- und Magerkäse	119	128	153	208	219	7,9 kg
Eier	107	121	137	147	153	301 St.
Nahrungsfette (Fettwert)	102	101	93	98	94	25,7 kg
Mehl und Nährmittel	99	96	93	93	96	97,1 kg
Kartoffeln	90	88	82	82	83	144,9 kg
Gemüse	105	140	148	155	157	95,6 kg
Frischobst**	98	124	138	145	153	58,6 kg
Südfrüchte	110	166	266	193	163	11,6 kg
Zucker	103	117	126	139	150	44,0 kg
Alkohol. Getränke (100% Alkohol)	117	149	195	246	254	10,4 l

* Veränderung gegenüber 1960, berechnet nach der Warenbereitstellung.
** Pro-Kopf-Verbrauch Obst insgesamt in Frischwert ohne Südfrüchte.

Tabelle 4: Struktur der Träger von Nahrungsenergie 1960, 1965, 1970, 1975, 1980 und 1982

Position	Anteil an der Nahrungsenergieaufnahme in %					
	1960	1965	1970	1975	1980	1982
Mehl, Nährmittel, Reis	29,0	28,4	26,4	24,7	23,0	23,1
Nahrungsfette	21,0	21,6	20,9	18,6	17,6	17,2
Fleisch und -erzeugnisse	12,4	13,2	14,1	16,2	17,7	17,3
Zucker und -erzeugnisse	9,6	9,8	10,8	11,1	11,5	12,2
Milch und -erzeugnisse	6,8	7,4	7,3	7,8	8,1	7,8
Speisekartoffeln	8,0	7,2	6,8	6,0	5,7	5,6
Obst und Südfrüchte	3,2	1,8	2,0	2,3	2,3	2,3
Gemüse	1,1	1,2	1,5	1,5	1,5	1,5
Alkoholische Getränke	4,4	4,8	5,6	7,0	8,1	8,2
	95,5	95,4	95,4	95,2	95,5	95,2

auf die Positionen Zucker und -erzeugnisse, Fleisch und -erzeugnisse und Nahrungsfette zurückgeführt werden können. Dabei ist bemerkenswert, daß gegenwärtig 65% des Zuckers auf in der Lebensmittelindustrie hergestellte

Produkte entfallen. Im Falle der Position „Fleisch und -erzeugnisse“ sei darauf hingewiesen, daß der Energieanteil an Fett etwa 80% beträgt [2].

Aus den dargelegten Fakten ist deutlich erkennbar, daß sich unsere Verzehrsgewohnheiten so geändert haben, daß es in unseren Lebensmitteln immer mehr zu einer energetischen Verdichtung, und zwar in erster Linie zu fett- und zuckerreichen Produkten gekommen ist. Deshalb kommt der Forschung zur Reduktion von Fett und Zucker in unseren Lebensmitteln eine besondere Bedeutung zu.

Transformationsverluste bei der Produktion von Milch, Rind- und Schweinefleisch sowie Hühnereiern

Neben der energetischen Betrachtungsweise wird aus Tab. 5 deutlich [5], daß insbesondere auch die pflanzlichen Proteine geeignet sind, über den gegenwärtig bei uns bekannten Rahmen hinaus allmählich immer mehr direkt zu Lebensmitteln mit hohem Gebrauchs- und Genußwert veredelt zu werden und damit eine Entlastung der aufwendigen Veredlung über den Tiermagen eingeleitet werden könnte.

Tabelle 5: Aufwand an Energie und Protein aus der Pflanzenproduktion für tierische Produkte

Produkt	Energie (kJ/kg)		Protein (g/kg)	
	verfüttert	verwertbar	verfüttert	verwertbar
Milch	9200	2750	80	33
Rindfleisch	55000	7325	600	82
Schweinefleisch	55000	16350	420	70
Hühnereier	31000	6300	315	108

Neue Verarbeitungsprinzipien

Am Beispiel der Tab. 6 sei darauf hingewiesen, daß durchaus traditionelle Prinzipien der Herstellung eines Produktes neuer Überlegungen bedürfen. Der hohe energetische Eintrag beim Backprozeß ist der Grund dafür, daß z.B. der nicht so aufwendige Extrusionsprozeß in das Blickfeld der Forschung zur Herstellung von Backwaren gerückt ist [5].

Auch die Nutzung mikrobieller Systeme dürfte an Bedeutung gewinnen. Damit ist nicht die sich in stürmischer Entwicklung befindliche mikrobiologische Industrie gemeint; obwohl auch sie dazu beitragen wird, neue Roh- und Zusatzstoffe für die Herstellung von Lebensmitteln (Proteine, Enzyme, Aroma-

Tabelle 6: Verteilung des Energieaufwandes (%) bei der Herstellung von Weizenbrot

Weizenproduktion	19,4
Mahlprozeß	12,9
Backprozeß	64,3
Handel	3,4

stoffe) zur Verfügung zu stellen. Hier soll vielmehr auf die Grundoperation „Fermentation" zur Verarbeitung von Lebensmitteln, wie sie bei uns für die Herstellung von Käse, Joghurt, Rohwurst und Sauerkraut üblich ist, hingewiesen werden. So könnte durchaus eine Entwicklung zum stärkeren Verbrauch von pflanzlichen Lebensmitteln erreicht werden, wenn aus pflanzlicher Milch (z.B. aus Leguminosen) mit Hilfe der Fermentation solche Produkte wie Sauermilch, Joghurt, Quark und Käse erzeugt würden.

Industrialisierungsgrad der Lebensmittelverarbeitung

Der Industrialisierungsgrad der Lebensmittelverarbeitung, also letztendlich der Lebensmittelproduktion, wird weiterhin zunehmen. Dafür gibt es nicht nur Gründe aus unserer gesellschaftlichen Entwicklung heraus, wie z.B. Erhöhung der Produktivität oder auch Senkung der ökonomischen Aufwendungen usw. Die zeitlich und örtlich unabhängige Aufrechterhaltung des Lebensmittelsortiments mit dem Ziel der Erzeugung einer hohen Stabilität der Qualität von Rohstoffen über eine Vielzahl adäquater Zwischenprodukte bis zum Endprodukt ist nur über eine massenhafte Produktion möglich. Dazu gehört auch die Tatsache, daß die großen Vorteile der Lebensmittelproduktion hinsichtlich der Erhaltung wertbestimmender Nährstoffe, der Entfernung und Zerstörung unerwünschter Lebensmittelbestandteile sowie der Verhinderung der Bildung von gesundheitsbedenklichen Substanzen nur zur Wirkung gebracht werden können, wenn die komplexe Anwendung der modernen Lebensmitteltechnik erfolgt. Auch das ist aus ökonomischen Gründen mit einer weiteren Industrialisierung verbunden.

Globale Hauptaufgaben der Lebensmittelforschung

Aus den bisher dargelegten Sachverhalten ergeben sich die folgenden Hauptaufgaben, die für die Kette Rohstoffe—Zwischenprodukte—Endprodukte einschließlich der Hilfs- und Zusatzstoffe gelten sollen:
- Verringerung der Verluste,
- Nutzung von Ab- und Nebenprodukten,

– neue Lebensmittelbestandteile,
– Veredlung von Lebensmittelbestandteilen,
– neue Verarbeitungsprinzipien.

Diese aufgeführten Aufgabenfelder überschneiden sich in erheblichem Maße. Bei hoher Verallgemeinerung wird deutlich ,daß eine Forschungskonzeption, die die Beziehung Struktur–Funktion der Lebensmittelbestandteile zum Inhalt hat, gleichermaßen den Notwendigkeiten für die spezifische Entwicklung des Fachgebietes und für die Lösung der von der Gesellschaft vorgelegten Probleme entspricht. Der Zusammenhang von Struktur und Funktion ist sowohl für die Gewinnung von Roh- und Zusatzstoffen als auch für deren Verarbeitung zu Lebensmitteln von Bedeutung.

An einigen wenigen ausgewählten Beispielen sei das erläutert:

1. Modifizierung von Stärke durch partielle Hydrolyse mit α-Amylase [6]

Im Gegensatz zu nativer Kartoffelstärke erhält man nach partieller Hydrolyse mit α-Amalyse (Hydrolysegrad: 5–8% DE) ein Stärkehydrolysenprodukt (SHP), ein Maltodextrin, das bei $C_{SHP} \leqq 10\%$ undurchsichtige thermoreversible Gele bildet, die konzentrationsabhängig im Temperaturbereich 45–90 °C in den flüssigen Zustand übergehen. Die Hydrolyse führt zu den in Tab. 7 aufgeführten Abbauprodukten, außerdem werden etwa 25–30% weitere verzweigtkettige und lineare Abbauprodukte sowie Oligosaccharide mit einem Polymerisationsgrad $\bar{P}_n \sim 10$ gebildet. In der Gesamtbilanz sind 18% Oligosaccharide mit einem Polymerisationsgrad von $\bar{P}_n \sim 7$ auszuweisen, die durch Differenzbildung zu dem in der Tab. 7 aufgeführten Wert für weitere lineare und verzweigtkettige Abbauprodukte geführt haben. Hinsichtlich der funktio-

Tabelle 7: Polysaccharid-Zusammensetzung und deren Polymerisationsgrad nativer Kartoffelstärke und einem entsprechenden Hydrolyseprodukt

	native Kartoffelstärke		Maltodextrine	
	(%)	($\bar{P}n$)	(%)	($\bar{P}n$)
Amylose	20	1000–12000	0,3–2	1000–12000
Amyloseabbauprodukt	–	–	7–8	45–125
Amylopectin	80	5000– 8000		
Amylopektinabbauprodukt	–	–	56	400–500
			10	63–80
Weitere lineare + verzweigtkettige Abbauprodukte	–	–	6–9*	–
Lineare Oligosaccharide	–	–	18	7

* Durch Differenzbildung.

nellen Eigenschaften bewirkt dieser Abbau eine Löslichkeitszunahme, eine Erhöhung assoziationsfähiger helixförmiger Bereiche im Amylopectin und wegen der niedrigen Kettenlängen im Amylopectin und in der Amylose die Herausbildung einer Thermoreversibilität der Assoziation.

2. Modifizierung von Pektinen durch Derivatisierung und mechanolytischen Abbau

Die Erhöhung der mittleren Molmasse mit ansteigendem Veresterungsgrad (siehe Tab. 8) deutet auf eine zunehmende Aggregation in wäßriger Lösung hin, was mit der zunehmenden Fähigkeit zur Gelbildung im Einklang steht und auf eine intensive Pektin-Pektin-Wechselwirkung schließen läßt. Die Oberflächenspannung ($\sim 50 \times 10^{-3}$ N/m) ist vom Veresterungsgrad unabhängig. Das deutet darauf hin, daß die Methoxygruppe im Pektin keine hydrophoben Wechselwirkungen eingehen kann [7].

Durch mechanolytischen Abbau (siehe Tab. 8) wird die mittlere Molmasse bei gleichbleibendem Veresterungsgrad ($\sim$ 70%) gesenkt; die Gelbildungsfähigkeit nimmt ab [8].

Tabelle 8: Modifizierung von Pektin

Veresterungsgrad (%)	mittlere Molmasse	Mahldauer (h)	mittlere Molmasse
5	52	0	110
10	57	1	89
50	74	5	80
69	100	25	55
75	110	50	34
	$\times 10^4$		$\times 10^4$

3. Protein-Polysaccharid-Wechselwirkung

Rinderserumalbumin wird in wäßriger Lösung im IP-Bereich durch Erhitzen oberhalb 60 °C denaturiert; es kommt zur Aggregation und zur deutlichen Wärmeabsorption. Natriumalginat/Rinderserumalbumin-Komplexe verhalten sich oberhalb des IP bei z. B. pH 5,6 ebenso.

Interessant ist der Fakt, daß Dextransulfat/Rinderserumalbumin-Komplexe bis 100 °C unter den gleichen Bedingungen keine Wärmeabsorption und Aggregation aufweisen [9]. Circulardichroismus-Messungen haben gezeigt, daß nicht die native Konformation des Proteins stabilisiert wird, sondern die Komplexbildung mit Konformationsänderungen verbunden sind, die zu einem hitzestabilen Zustand führen (siehe Abb. 2).

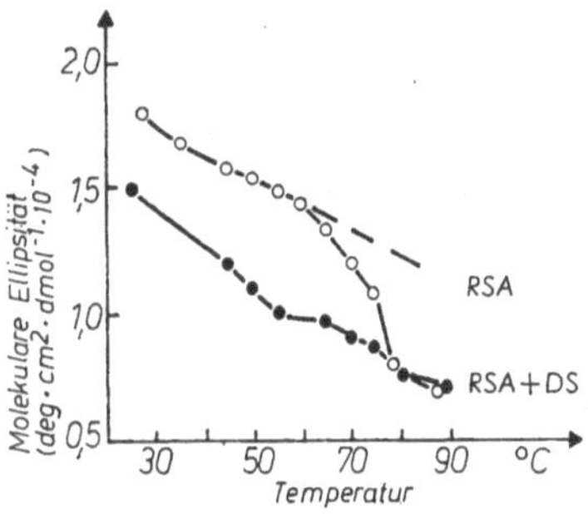

Abb. 2: Wechselwirkung von Dextransulfat (DS) und Rinderserumalbumin (RSA)

4. Modifizierung von Ackerbohnenprotein durch Enzymbehandlung

Wie aus Abb. 3 ersichtlich, kann durch partielle Hydrolyse mit einer Protease (Thermitase) die Löslichkeit im isoelektrischen Bereich erhöht werden. Wie nicht anders zu erwarten, nimmt mit zunehmendem Hydrolysegrad die Stabilität von Schäumen aus Ackerbohnenprotein ab; bei einem Hydrolysegrad von 8,3% beträgt die Schaumstablität nur 10% von derjenigen des Eiklares [10].

Von Bedeutung könnte auch die Plasteinreaktion werden. Dabei werden die Proteine partiell hydrolysiert und die entstandenen Peptide unter geeigneten Reaktionsbedingungen unter erneutem Zusatz von Proteasen so verändert, daß die Plasteine entstehen. So ist es gelungen, aus peptischen Hydrolysaten des Ackerbohnenproteins mit Hydrolysegraden zwischen 17 und 60% durch Einwirkung der Protease „Thermitase" Plasteine zu gewinnen, die thixotrope Gele bilden; bei höheren Hydrolysegraden bis etwa 90% entstehen unlösliche

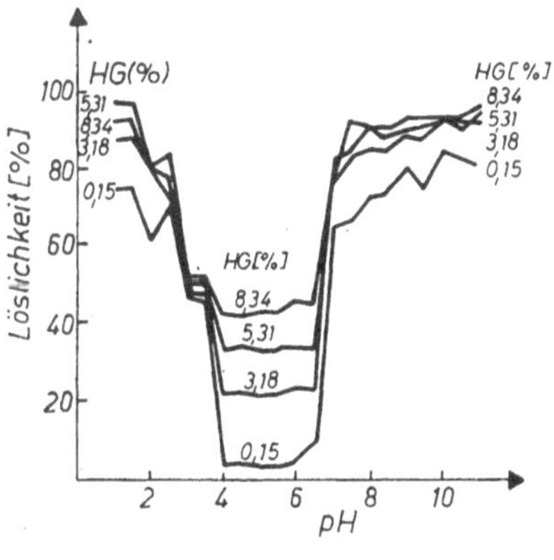

Abb. 3: Löslichkeitsprofile enzymatisch hydrolysierter Vicia-faba-Proteine; Hydrolysegrad HG in %

Plasteine. Mit Anstieg des Hydrolysegrades bis 90% kann durch Zusatz von Methioninäthylester zum Ackerbohnenproteinhydrolysat im Plastein bis maximal das Sechsfache des ursprünglichen Methioningehaltes erreicht werden; also auch eine günstige Veränderung der Biologischen Wertigkeit ist gegeben [11].

5. Modifizierung von Ackerbohnenprotein durch Derivatisierung

Durch Acetylierung der ε-Aminogruppe im Lysin des globulären Ackerbohnenproteins kommt es zur Zunahme der negativen Nettoladung des Proteins, die zu einer Entfaltung der Proteinstruktur und zur Dissoziation führt [12]. Damit liegt ein definiertes Modell für Untersuchungen vor: das nichtacetylierte starre globuläre und das acetylierte bewegliche gestreckte Ackerbohnenprotein, mit einer gegenüber dem nichtacetylierten Protein erhöhten negativen Nettoladung.

Diese molekularen Veränderungen am Ackerbohnenprotein durch Acetylierung sind hinsichtlich einer Reihe von Eigenschaften deutlich sichtbar. Zur Verdeutlichung sei die Veränderung der scheinbaren Viskosität in Abhängigkeit von der Temperatur angeführt. In Tab. 9 wird die bedeutend höhere Aggregationsfähigkeit des acetylierten Proteins deutlich.

Die aufgeführten Eigenschaften der Vicia-faba-Proteine stehen auch mit der Stabilisierung von Emulsionen und Schäumen im Zusammenhang. Die Stabilität solcher Systeme kann entweder durch die rheologischen Eigenschaften der Proteinfilme oder auch durch die elektrostatische und sterische Abstoßung derselben bestimmt werden. Proteine erlauben nun auf relativ einfache Art

Tabelle 9: Abhängigkeit der scheinbaren Viskosität von Vicia-faba-Proteinlösungen von der Konzentration und Temperatur

Acetylierungsgrad des Proteins (%)	Konzentration (%)	Scheinbare Viskosität (mPa · s) 40°C	60°C	80°C
0	5	1,3	1,3	1,3
	8	2,4	2,4	2,4
	10	2,4	2,3	5,4
	12	2,4	2,4	8,4
78	5	2,4	2,4	1,3
	8	4,2	4,8	5,4
	10	9,6	9,6	43,0
	12	45,4	37,1	208,5

und Weise herauszufinden, welche der beiden aufgeführten Möglichkeiten für die Stabilisierung im Vordergrund steht, da am isoelektrischen Punkt (IP) die Summe der elektrostatischen und sterischen Abstoßung ein Minimum aufweist. Ist also am IP die Stabilität einer Emulsion oder eines Schaumes am geringsten, dürften die Abstoßungskräfte für die Stabilisierung des Systems vorherrschend sein. Ist am IP die Stabilität am höchsten und gleichzeitig das System gegenüber Scherbeanspruchung relativ stabil, sind die rheologischen Eigenschaften für die Stabilisierung bestimmend.

In Abb. 4 ist die pH-Abhängigkeit der Stabilität einer Emulsion und in Abb. 5 die eines Schaumes aus acetyliertem Vicia-faba-Protein dargestellt. Daraus ist ersichtlich, daß im Falle der Emulsion die elektrostatischen Abstoßungskräfte und in dem des Schaumes die rheologischen Eigenschaften für die entsprechende Stabilisierung im Vordergrund stehen. Verständlich ist auch, daß die Emulgierkapazität gemäß Abb. 6 ab isoelektrischem Bereich einem Minimum zustrebt, da die ionogene Wirkung der Carboxylgruppe mit Erniedrigung des pH abnimmt.

Mit zunehmendem Acetylierungsgrad des Vicia-faba-Proteins war keine Veränderung des Emulgiervermögens erreichbar (siehe Abb. 7): erst bei hohen Acetylierungsgraden wird ein Anstieg der Stabilität von Emulsionen deutlich siehe Abb. 8).

Da diese bisher beschriebenen Untersuchungen in Modellsystemen aus NaCl-haltigen Proteinlösungen und Öl vorgenommen worden waren, wurden die Untersuchungen in realen Systemen wiederholt. Aus den Abb. 9 und 10 ist ersichtlich, daß die Stabilität von Wasser-in-Fett-Emulsionen vom Typ Margarine durch Vicia-faba-Proteine mit ansteigendem Acetylierungsgrad herabgesetzt wird. Dagegen wird entsprechend Tab. 10 durch die Acetylierung (= 70%) das Stabilisierungsvermögen des Vicia-faba-Proteins für Fett-in-Wasser-Emulsionen vom Typ Mayonnaise erhöht.

Die aufgezeigten Resultate weisen mit ihren Widersprüchen auf einen methodischen Nachholebedarf hin.

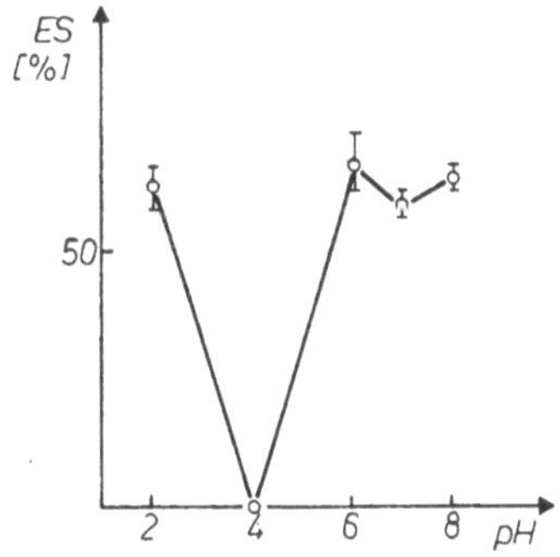

Abb. 4: Emulsionsstabilität (ES) eines acetylierten Vicia-faba-Proteins (Acetylierungsgrad 78%) in Abhängigkeit vom pH

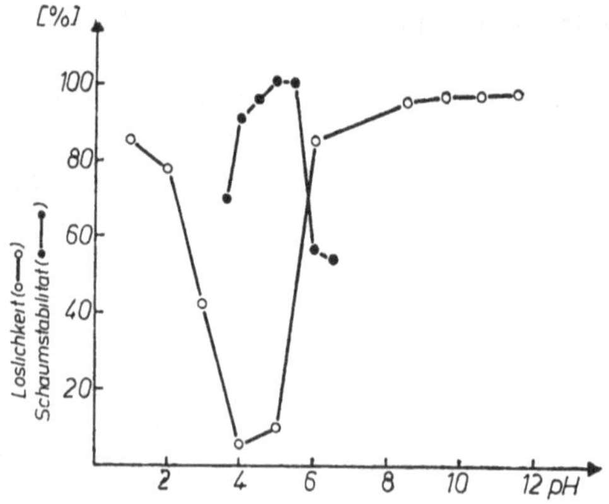

Abb. 5: Löslichkeit (Cp = 1%) eines acetylierten Vicia-faba-Proteins (Acetylierungsgrad: 78%) und Stabilität eines daraus hergestellten Schaumes (Cp = 12,5%) in Abhängigkeit vom pH

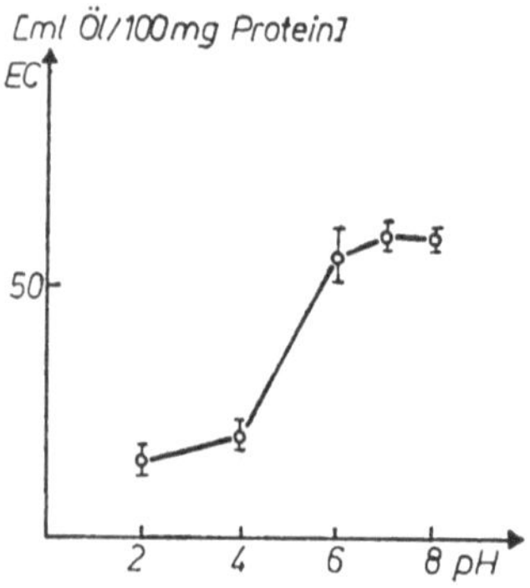

Abb. 6: Emulgierkapazität (EC) eines acetylierten Vicia-faba-Proteins (Acetylierungsgrad 78%) in Abhängigkeit vom pH

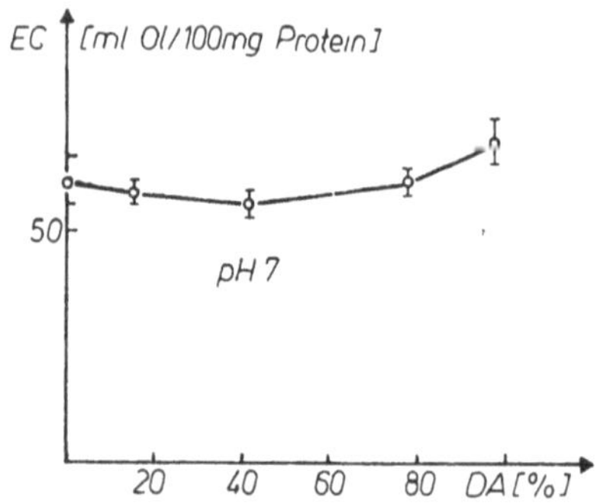

Abb. 7: Emulgierkapazität (EC) von Vicia-faba-Protein in Abhängigkeit vom Acetylierungsgrad (DA)

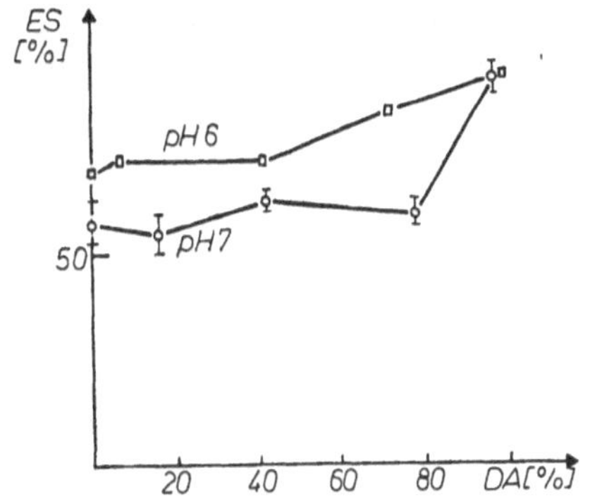

Abb. 8: Emulsionsstabilität (ES) von Vicia-faba-Protein in Abhängigkeit vom Acetylierungsgrad (DA)

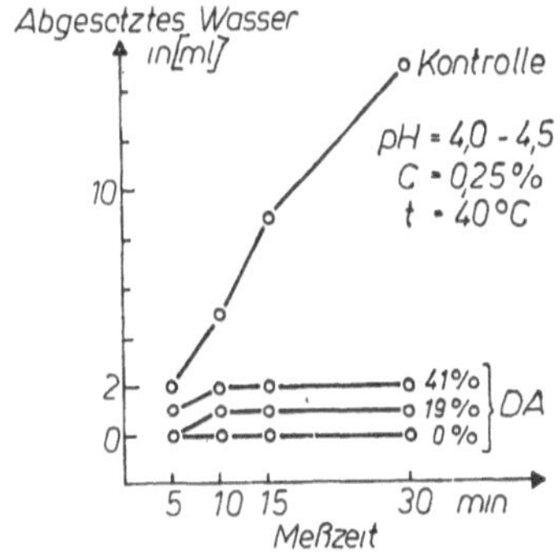

Abb. 9: Stabilität einer Wasser-in-Fett-Emulsion des Typs Margarine (75% Fett) in Abhängigkeit des Einsatzes unterschiedlich acetylierter Vicia-faba-Proteine (DA ≙ Acetylierungsgrad)

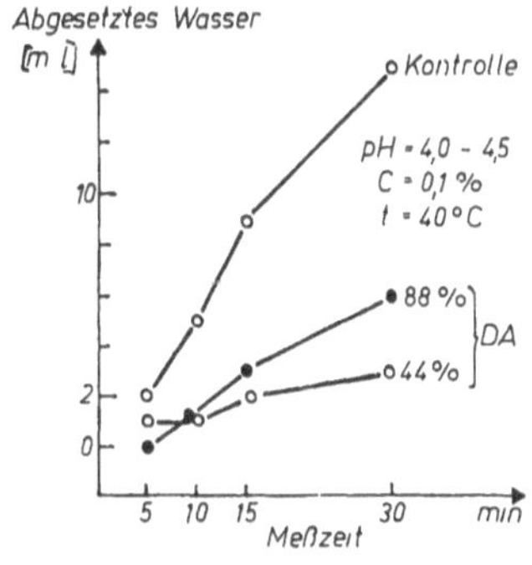

Abb. 10: Stabilität einer Wasser-in-Fett-Emulsion des Typs Margarine (75% Fett) in Abhängigkeit des Einsatzes unterschiedlich acetylierter Vicia-faba-Proteine (DA ≙ Acetylierungsgrad)

Tabelle 10: Stabilität von Fett-in-Wasser-Emulsionen des Types Mayonnaise (79% Öl, pH 3,0—3,5) in Abhängigkeit des Einsatzes unterschiedlich acetylierter Vicia-faba-Proteine

Acetylierungsgrad des Proteins [%]	Protein Konzentration [%]	Emulsionsstabilität [×] 18 min [80°C]	24 h [3°C]	24 h [20°C]
0	1	×	×	
7	1	×	×	
19	1			
41	1	×	×	
70	1	×	×	×
78	1	×	×	×
88	0,5	×	×	×
>98	1	×	×	×

6. Pseudofette

Neben den in Abb. 11 aufgeführten Triglyzeriden (I) werden z.Z eine Reihe von Pseudofetten bearbeitet. In erster Linie handelt es sich um Glycerinäther (II. Alkoxyfette), Alkancarbonsäureester (III. Retrofette) und Kohlenhydrat-Fettsäureester (IV). Aus Abb. 12 ist das unterschiedliche Schmelzpunktverhalten von Butan-1.2.3.4.-tetracarboxytetraalkylestern und Triglyceriden in Ab-

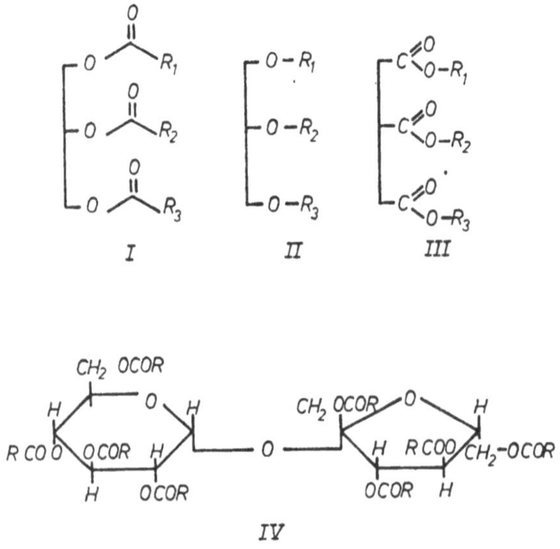

Abb. 11: Fette und Pseudofette

hängigkeit von der C-Kettenlänge des Alkylrestes zu erkennen [13]. Daraus wird deutlich, daß sich durchaus lipidähnliche Produkte herstellen lassen. Die hier aufgeführten Pseudofette sind unverdaulich [14, 15]. Dadurch könnten sie prinzipiell zur „Fettreduktion" beitragen, und sei es nur in Diätlebensmitteln. Aber noch sind Fragen der Erzeugung der erwünschten funktionellen Eigenschaften, der gesundheitlichen Unbedenklichkeit [16] und vor allem der ökonomischen Herstellung [17] zu beantworten.

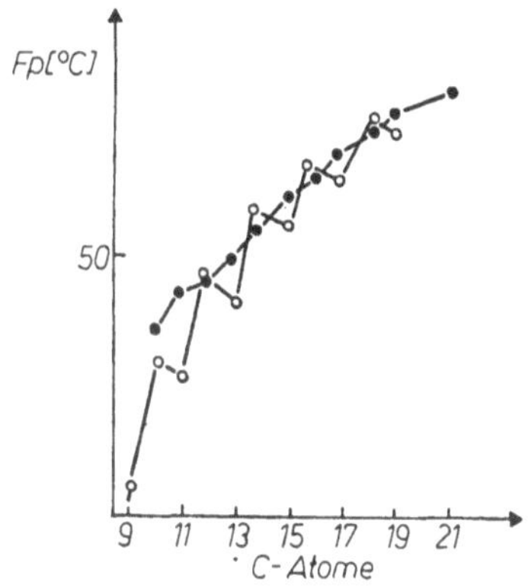

Abb. 12: Homologe Schmelzpunktreihen von Butan-1.2.3.4.-tetracarboxytetraalkylestern (•) und Triglyceriden (○) nach Breusch und Pelister 1972

7. Aromaforschung

Die Aromaqualität von Lebensmitteln wird mit der Zunahme des Industrialisierungsgrades der Produktion, mit der weiteren Einführung neuer Verarbeitungsprinzipien und mit der sich verändernden Rohstoffpalette zukünftig noch mehr an Bedeutung gewinnen. So führen die Automatisierung und neue Verfahrensprinzipien z.T. zu neuen Verarbeitungsbedingungen, die mit denen der traditionellen Herstellung hinsichtlich der Aromabildung nicht mehr vergleichbar sind. Völlig neue Rohstoffe haben ihr eigenes charakteristisches Aroma, das für den spezifischen Einsatzzweck oft als Fremdnote (off-flavour), in Erscheinung tritt. Gleiche Probleme ergeben sich, wenn ein an sich üblicher Rohstoff in die Rezeptur eines Lebensmittels eingeführt wird, zu dessen Herstellung er bisher nicht eingesetzt wurde.

Für die Aromaanalyse und die Aromatisierung eines Lebensmittels und damit auch die Aromabildung und Gewinnung von Aromakonzentraten ist die qualitative und quantitative Charakterisierung der Aromaqualität die Grundlage. Man hat zwar eine Unmenge an Aromastoffen in Lebensmitteln identifizieren können, in Geflügelfleisch etwa 190, in Brot etwa 180, in gerösteten Erdnüssen etwa 190, in Kakaoerzeugnissen etwa 200, in der Erdbeere etwa

250, im Kaffee etwa 370, aber eine Wertung und Einstufung dieser Komponenten nach Menge und Wirksamkeit ist bisher erheblich eingeschränkt, da ein Lebensmittelaroma in den meisten Fällen nicht durch Schlüsselsubstanzen, sondern durch die Wirkung zahlreicher Aromastoffe, durch ihre Wechselwirkung und die gleichzeitige Wirkung von geschmacksbeeinflussenden Substanzen, z.B. „Verstärkern", hervorgerufen wird. Es ist deshalb verständlich, daß sensorische Prüfverfahren in der Aromabewertung immer noch eine vorherrschende Stellung einnehmen. Die Grenzen solcher Verfahren müssen nicht erläutert werden. Üblich ist dabei die Darstellung als sensorische Profildiagramme, wie sie aus Abb. 13 für thermisch gewonnene Fleischaromakonzentrate in Abhängigkeit von der Bildungstemperatur ersichtlich sind [19].

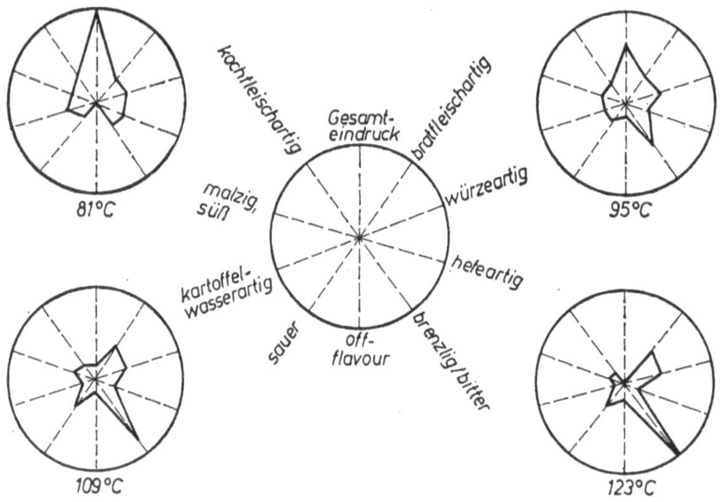

Abb. 13: Einfluß der Temperatur auf das sensorische Profil fleischartiger Maillardprodukt

Benötigt werden aber objektive analytische Kennwerte, die zur Aromaqualität in Beziehung stehen und deren Aussagekraft bekannt sind. Wegen der Komplexität des Aromaspektrums der meisten Lebensmittel werden gegenwärtig sogenannte komplexe instrumentelle Aromaanalysenverfahren erarbeitet. Dabei wird das Ziel verfolgt, zunächst Zusammenhänge zwischen sensorisch und instrumentell gewonnenen Daten unter Berücksichtigung der Bedingungen der Aromabildung zu ermitteln. Daraus werden Kennwerte für die Aromaqualität abgeleitet, deren Konzentrations- oder Intensitätswert in einem gesicherten statistischen Zusammenhang mit dem Gesamtaroma oder mit Teilfaktoren steht. So wurden beispielsweise für Fleischaromakonzentrate Zusammenhänge zwischen der Gesamtqualität und brenzlig-bitterem Geschmack auf der einen Seite und einer Reihe von photometrischen Kennwerten, dem Carbonylgehalt sowie einigen Gaschromatographie-Peaks auf der anderen Seite gefunden [18].

8. Erzeugung von Texturen

Die Möglichkeiten zur Erzeugung von Texturen sind in Abb. 14 dargestellt [20]. Am Beispiel der Proteine sollen einige Prinzipien erläutert werden:

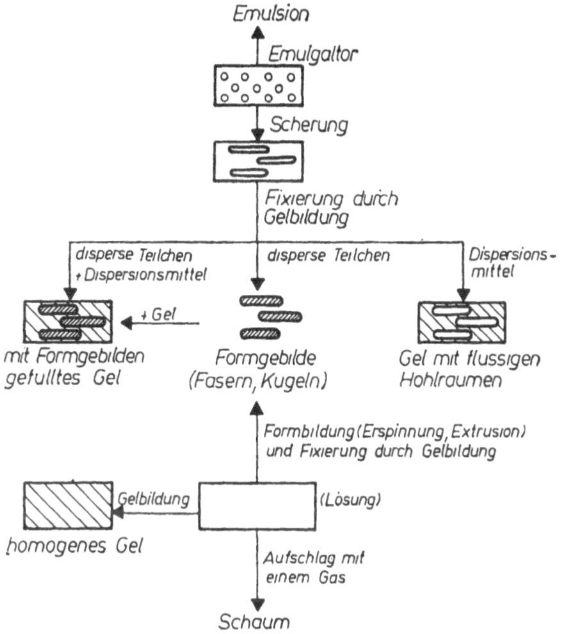

Abb. 14: Möglichkeiten zur Erzeugung von Lebensmitteltexturen

— Formgebilde

Proteine können als alkalische Lösung versponnen werden. Die Faserbildung erfolgt im sauren Fällbad am isoelektrischen Punkt und wird durch hohe Ionenkonzentrationen (Aussalzeffekt) unterstützt. Dieser Prozeß kann als ein Zweistufen-Modifizierungsmechanismus des Proteins aufgefaßt werden. Die 1. Stufe stellt eine pH-Temperatur-Modifizierung dar. Durch die Alkali-Behandlung kommt es zu dem in der Abb. 15 beschriebenen Cystein-Abbau. Dabei bilden sich α-Aminoacrylsäurereste. Gleichzeitig findet eine Freisetzung von Sulfhydrylgruppen statt. Am isoelektrischen Punkt kommt es zur Faserbildung, die auf eine Proteinaggregation zurückgeführt werden kann. Dabei spielen Vernetzungsreaktionen mit den α-Aminoacrylsäureresten und die Bildung neuer

Disulfidgruppen eine Rolle. Die 2. Stufe läuft als Modifizierung durch Wechselwirkung mit Neutralsalzen ab. Durch das z. B. anwesende Natriumchlorid im Fällbad werden die neugebildeten Disulfidgruppen maskiert (siehe Tab. 11). Es liegt also eine Verdichtung des Proteinmoleküls vor, die einen deutlichen Beitrag zu den Eigenschaften der Proteinfasern leistet. Durch weitere Vernetzung kann dieser Prozeß fortgesetzt werden, wie z. B. aus der Umsetzung mit Aluminiumionen ersichtlich ist (siehe Tab. 12).

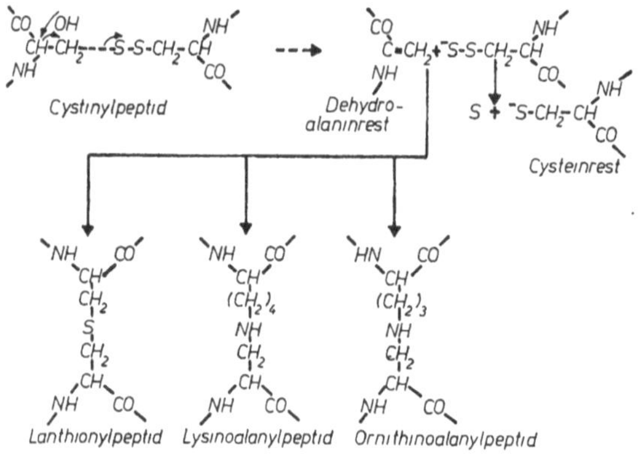

Abb. 15: β-Eliminierungsmechanismus bei der Alkalibehandlung von Proteinen

Tabelle 11: Veränderungen des Gehaltes an reaktiven und maskierten Disulfidgruppen in Vicia-faba-Protein bei der Herstellung von Proteinfasern

	Disulfidgruppen (μ mol/g Protein)		
	reaktiv	maskiert	gesamt
Vicia-faba-Protein	7,2	13,6	20,8
Fasern (unbehandelt)	6,5	7,6	14,1
Fasern (mit 5%iger NaCl-Lösung behandelt)	3,2	11,1	14,3

Tabelle 12: Veränderungen des Gehaltes an reaktiven und maskierten Disulfidgruppen in Vicia-faba-Protein-Casein (1 : 1)-Fasern durch Vernetzung mit Aluminiumionen

	Disulfidgruppen [μ mol/g Protein]		
	reaktiv	maskiert	gesamt
ohne Behandlung	7,7	6,6	14,3
mit Behandlung	1,7	10,8	12,5

Kugelförmige Gebilde lassen sich aus neutralen, thermogelierbaren Proteinlösungen durch Tropfenfixierung in heißem Öl gewinnen. In neueren Untersuchungen versucht man, auch flüssige Zweiphasensysteme zu nutzen, um unterschiedliche Formgebilde herzustellen. Dabei werden die flüssigen, dispersen, tropfenartigen Teilchen (disperse Phase) durch Deformation des Zweiphasensystems im Strom (Schereinwirkung) gestreckt und in diesem Zustand durch Gelbildung fixiert. Je nach Grad der Schereinwirkung werden kugelartige bis faserartige Formgebilde erzeugt. Für die Herstellung solcher Zweiphasensysteme werden Proteine unter Zusatz von Polysacchariden verwandt. So kann dieses Prinzip z.B. durch eine Mischung aus Casein und Gummi arabicum verwirklicht werden. Die disperse Caseinphase koaguliert in einem sauren Fällbad unter Zusatz von Calciumionen; Gummi arabicum dagegen ist nicht gelbildend.

— Mit Formgebilden gefüllte Gele

Es versteht sich von selbst, daß diese Art von Texturen durch Einlagerung von Formgebilden in ein Gel hergestellt werden kann. Aber auch in diesem Falle ist die Deformation eines flüssigen Zweiphasensystems Gegenstand von Untersuchungen. Es sind lediglich beide Phasen in den gelartigen Zustand zu überführen. So läßt sich z.B. das Casein/Natriumalginatsystem (Natriumalginat ist in der flüssigen Phase angereichert, Casein stellt das dispergierende Mittel dar) durch rührendes Mischen in einer Calciumchloridlösung in ein Caseingel umwandeln, das mit Natriumalginatfasern gefüllt ist.

— Gele mit flüssigen Hohlräumen

Wird in flüssigen Zweiphasensystemen schließlich nur das dispergierende Mittel in den gelartigen Zustand überführt, entstehen Gele mit Kapillarstruktur. Das kann z.B. durch Abkühlung des Gelatine/Dextranystems erreicht werden. Die flüssigen Teilchen der dispersen Dextranphase werden durch Gelbildung des dispergierenden Mittels Gelatine fixiert.

Gegenwärtig werden solche Texturen für die Erzeugung verschiedenster Lebensmittelsysteme bearbeitet, z.B. Fleisch- und Fischprodukte (hackartige und mit ausgerichteten Fasern versehene Erzeugnisse, Brühwürste mit homogener Textur, kaviarähnliche Produkte), Milchprodukte (quarkähnliche, schmelz- und schnittkäseartige Erzeugnisse), Frucht- und Gemüseerzeugnisse (Beeren, Frucht- und Gemüsegewebe, Pommes frites).

Literatur

[1] Entnommen aus Ju. A. Ovcinnikov: Das Lebensmittelprogramm und die Aufgaben der sowjetischen Wissenschaft, Vortrag auf der gemeinsamen Sitzung der AdW der UdSSR und der W. I. Lenin-Akademie der Landwirtschaftswissenschaften der UdSSR, 1983.

[2] H. Groß: Tendenzen des Lebensmittelverbrauchs in der DDR aus der Sicht der Erfüllung der Ernährungsrichtsätze, Vortrag auf dem XXV. Kongreß der Slowakischen Gesellschaft für rationelle Ernährung in Tatranska Lomnica, 27. 4. 1982.

[3] Ergänztes Schema nach K. Kutzschbauch in: H.-A. Ketz und P. Hanke: Ernährung – gesellschaftlich bedingt, Berlin 1981, S. 100.
[4] H. Groß und D. Vulprecht, Ernährungsforschung **28**, 5 (1983).
[5] B. Gaßmann und H. Groß, Ernährungsforschung **27**, 35 (1982).
[6] F. Schierbaum, B. Kettlitz, S. Radosta, F. Reuther, M. Richter und W. Vorwerg, Acta Alimentaria Polonica (1984, im Druck).
[7] G. Berth, H. Anger, I. G. Plashchina, E. E. Braudo and V. B. Tolstoguzow, Carbohydrate Polymers **2**, 1 (1982).
[8] W. Bock, H. Anger, R. Kohn, A. Malovikova, G. Dongowski und R. Friebe, Angew. makromol. Chem. **64**, 133 (1977).
[9] A. N. Gurov, N. A. Larichev, V. I. Krylov and V. B. Tolstoguzov, studia biophysica **72**, 7 (1978).
[10] U. Behnke, M. Schultz, H. Ruttloff und H. Schmandke, Nahrung **26**, 313 (1982).
[11] E. Ludwig und H. Winkler, Nahrung **27**, 319 (1983).
[12] H. Schmandke, Sitzungsberichte der AdW der DDR 15/N, 28 (1982).
[13] F. L. Breusch und Y. Pelister, Fette, Seifen, Anstrichmittel **74**, 321 (1972).
[14] L. Aust, J. Brückner, R. Noack und G. Mieth, Nahrung **26**, K 3 (1982).
[15] A. Weiß and G. Mieth, Nahrung **27**, K 13 (1983).
[16] L. Aust, J. Brückner, J. Proll, R. Noack, G. Mieth, Ann. Nutr. Metab. **25**, 255 (1981).
[17] G. Mieth, A. Elsner und A. Weiß, Nahrung **27**, 747 (1983).
[18] M. Rothe, M. Specht und V. Erhardt, Nahrung **25**, 495 (1981).
[19] M. Rothe and H. Ruttloff, Nahrung **27**, 505 (1983).
[20] Ergänztes Schema nach W. B. Tolstoguzov, Künstliche Lebensmittel, Moskau 1978, S. 58.

FSC
www.fsc.org
MIX
Papier | Fördert gute Waldnutzung
FSC® C083411

Kolibri 360 GmbH
Ferdinand-Jühlke-Straße 7
99095 Erfurt, Deutschland
produktsicherheit@kolibri360.de